BEI GRIN MACHT SICH IHR WISSEN BEZAHLT

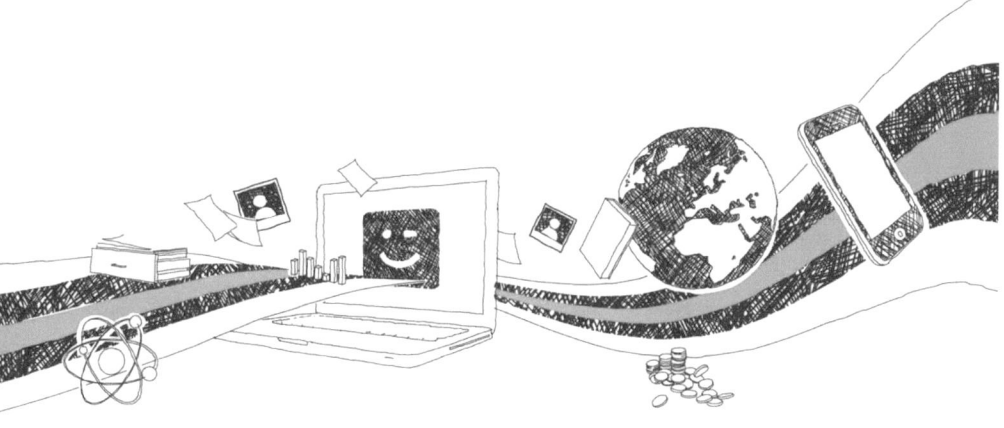

- Wir veröffentlichen Ihre Hausarbeit, Bachelor- und Masterarbeit

- Ihr eigenes eBook und Buch - weltweit in allen wichtigen Shops

- Verdienen Sie an jedem Verkauf

Jetzt bei www.GRIN.com hochladen und kostenlos publizieren

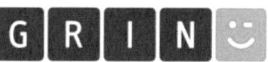

Bibliografische Information der Deutschen Nationalbibliothek:

Die Deutsche Bibliothek verzeichnet diese Publikation in der Deutschen Nationalbibliografie; detaillierte bibliografische Daten sind im Internet über http://dnb.d-nb.de/ abrufbar.

Dieses Werk sowie alle darin enthaltenen einzelnen Beiträge und Abbildungen sind urheberrechtlich geschützt. Jede Verwertung, die nicht ausdrücklich vom Urheberrechtsschutz zugelassen ist, bedarf der vorherigen Zustimmung des Verlages. Das gilt insbesondere für Vervielfältigungen, Bearbeitungen, Übersetzungen, Mikroverfilmungen, Auswertungen durch Datenbanken und für die Einspeicherung und Verarbeitung in elektronische Systeme. Alle Rechte, auch die des auszugsweisen Nachdrucks, der fotomechanischen Wiedergabe (einschließlich Mikrokopie) sowie der Auswertung durch Datenbanken oder ähnliche Einrichtungen, vorbehalten.

Impressum:

Copyright © 2016 GRIN Verlag
Druck und Bindung: Books on Demand GmbH, Norderstedt Germany
ISBN: 9783668806115

Dieses Buch bei GRIN:

https://www.grin.com/document/442410

Saskia Ziegler

Gesundheitsförderung und Prävention in der Schule

GRIN Verlag

GRIN - Your knowledge has value

Der GRIN Verlag publiziert seit 1998 wissenschaftliche Arbeiten von Studenten, Hochschullehrern und anderen Akademikern als eBook und gedrucktes Buch. Die Verlagswebsite www.grin.com ist die ideale Plattform zur Veröffentlichung von Hausarbeiten, Abschlussarbeiten, wissenschaftlichen Aufsätzen, Dissertationen und Fachbüchern.

Besuchen Sie uns im Internet:

http://www.grin.com/

http://www.facebook.com/grincom

http://www.twitter.com/grin_com

Deutsche Hochschule für

Prävention und Gesundheitsmanagement

Hermann Neuberger Sportschule 3

66123 Saarbrücken

Einsendeaufgabe

Fachmodul: Gesundheitsförderung in Lebenswelten

Studiengang: Gesundheitsmanagement

Datum
Präsenzphase 06.06.16-09.06.16

Name, Vorname: Ziegler, Saskia

Studienort: Köln

Semester: Wintersemester 2013

Inhaltsverzeichnis

1 ANALYSE DER AUSGANGSSITUATION 3

   1.1 Rahmenbedingungen 3

   1.2 Personengruppen im gewählten Setting 3

   1.3 Analyse gesundheitsbezogener Daten 5

   1.4 Ableitung von Handlungsschwerpunkten 7

2 SCHWERPUNKTTHEMA FÜR EIN PROJEKT ZUR GESUNDHEITS-
FÖRDERUNG IM GEWÄHLTEN SETTING 9

3 RECHERCHE MODELLPROJEKT 11

4 LITERATURVERZEICHNIS 13

5 TABELLENVERZEICHNIS 14

1 Analyse der Ausgangssituation

Die folgende Einsendeaufgabe bezieht sich auf das Setting Schule.

1.1 Rahmenbedingungen

Name und Art der Institution: Der Name lautet XY-Gymnasium. Es handelt sich hierbei um eine Bildungseinrichtung, genauer um eine weiterführende Schule, ein Gymnasium.

Branche: Die allgemein bildende Schule → Gymnasium gehört der Branche der Bildungsinstitutionen an.

Standort: Das Gymnasium befindet sich im XY, die genaue Adresse lautet: XY.

Größe: Insgesamt verfügt das Gymnasium über 81 Lehrer/innen und 1129 Schüler/in-nen, 2 Hausmeister und eine Sekretärin. Die Einrichtung besteht aus einem Haupt- und einem Nebengebäude, außerdem gehören eine Sporthalle, eine Aula und das Wiehltal-stadion dieser Einrichtung an.

Arbeits-/ Öffnungszeiten: Die geregelten Arbeitszeiten der Sekretärin gehen von 7.30 bis 15.00 Uhr von montags bis freitags. Der Unterricht der Schüler startet gewöhnlich ab 7.55 und kann auch mal bis in die Nachmittagsstunden führen. Die letzte Schulstun-de (meist Oberstufe) geht bis 16.45 Uhr.

1.2 Personengruppen im gewählten Setting

In dem oben genannten Bildungsinstitut verbringen neben den hauptsächlichen Akteuren (Lehrer/innen, Schüler/innen), zwei Hausmeister und eine Sekretärin ihren Alltag. Die ausgewählten Personengruppen sind die Lehrer/innen und die Schüler/innen, diese werden im Folgenden hinsichtlich Anzahl, Altersstruktur und Geschlechterverhältnis genauer dargestellt.

An dem Gymnasium unterrichten 47 Lehrerinnen und 34 Lehrer, insgesamt sind es 81 Lehrer/innen. Die Altersspanne befindet sich zwischen 27 und 64 Jahren, der Mittelwert beläuft sich auf 36 Jahre.

Der Alltag in einem Lehrerberuf wird von unterschiedlichen Anforderungen bestimmt. Im Zentrum steht der Unterricht, seine Vorbereitung, sowie Nachbereitung. Morgens werden einige Stunden unterrichtet, dazwischen ein oder mehrere kurze Gespräche mit Schülern oder Kollegen geführt, kurze Mittagspause und dann geht es weiter mit Unterricht oder Zuhause wartet die Schreibtischarbeit. Der Arbeitsplatz wird sozusagen in einen schulischen und häuslichen Ort eingeteilt, die Arbeitszeiten sind unvollständig geregelt, und die Aufgaben oftmals grenzenlos, denn es bleibt den einzelnen Lehrkräften weitestgehend selbst überlassen, wie viel Zeit sie für Vorbereitungen/Nachbereitungen des Unterrichtes, Korrekturen, Organisationsaufgaben o. Ä. aufbringen.

Daraus ergibt sich die Gefahr, dass manche Lehrkräfte allen Anforderungen genügen wollen, schlecht Prioritäten setzten und sich dadurch überarbeiten können. Somit stellen zu hohe Anforderungen, sowie mangelndes Selbstmanagement Risikofaktoren für die Gesundheitssituation dar.

Das Gymnasium besuchen insgesamt 1129 Schüler, davon sind 603 weiblich und 526 männlich. Die Schüler/innen besuchen die Klassen 5 bis 12 (Unter-, Mittel-, Oberstufe) und sind zwischen 10 und 19 Jahren alt. In Ausnahmefällen können manche Schüler/innen jünger/älter sein, so wie es zurzeit der Fall ist, denn eine Schülerin ist 20 Jahre alt.

Die Schüler verbringen ihren schulischen Alltag überwiegend im Sitzen während sie aufmerksam dem Unterricht folgen sollen. In den Pausen laufen die wenigstens herum, manche stehen herum oder sitzen auf dem Sofa im „SchülerCafe". Nach 6 Stunden Unterricht ist der Schulalltag in der Regel geschafft, die Oberstufenschüler haben noch ein zwei Stunden länger Unterricht. In den Nachmittagsstunden findet meistens der Sportunterricht statt, wovon die Schüler 2-3 Schulstunden pro Woche auf dem Stundenplan stehen haben.

Das Essverhalten der Schüler weist ungesunde Verhaltensweisen auf. Die Schüler essen kaum in den Pausen, zwischendurch gibt es einige „Snacks", wie z.B. ein Riegel „Snickers" oder eine kleine Tüte Chips.

Dass ein Schüler gesunde Lebensmittel wie z.B. Gemüse oder Obst verzehrt, ist selten der Fall.

Den Schüler werden ähnlich wie den Lehrkräften hohe Anforderung abverlangt.

Dem Unterricht über Stunden aufmerksam folgen können, die Hausaufgaben für die einzelnen Fächer ausführlich erledigen, sich engagieren o. Ä.

Außerdem besteht wenig Ausgleich zu den oben genannten Tätigkeiten, die alle im Sitzen durchgeführt werden. Die Mehrheit der Schüler ist zwar ausreichend in ihrer Freizeit aktiv, allerdings gibt es immer einige Ausnahmefälle.

Folglich sind als Risikofaktoren zum einen hohe Anforderungen unter Anderem Erwartungen der Eltern, teils mangelnde Bewegung, sowie ungesundes Essverhalten zu verzeichnen.

1.3 Analyse gesundheitsbezogener Daten

Im Folgenden wird die allgemeine Datenlage zur jeweiligen Gesundheitssituation aus der aktuell verfügbaren Literatur herausgestellt und analysiert.

Hierbei wird bei den Personengruppen auf die Gesundheitssituation, das Gesundheitsverhalten, sowie auf settingspezifische Belastungen eingegangen.

Personengruppe Lehrkräfte:

- Gesundheitssituation: Physische Belastungen und psychosomatische Belastungen kommen bei den Lehrkräften häufiger vor als in anderen Berufen, ebenso verhält es sich mit unspezifischen Beschwerden wie z.B. Erschöpfung, Müdigkeit oder Kopfschmerzen. Der Krankenstand der gesetzlich versicherten Lehrkräfte liegt in der Regel unter dem aller Pflichtversicherten. Außerdem ist dieser in den neuen Bundesländern höher als in den alten. Positiv zu verzeichnen ist der Rückgang krankheitsbedingter Frühpensionierungen. Er ist seit 2001 von über 60% stetig rückläufig und macht einen Anteil, bei einem Durchschnittsalter von 58 Jahren der verbeamteten Lehrkräften, 19 % aus (Scheuch, Haufe, Seibt, 2015).

- Gesundheitsverhalten: Lehrkräfte weisen im Vergleich zu der Allgemeinbevölkerung eine geringere Ausprägung kardiovaskulärer Risikofaktoren z.B. Übergewicht oder Fettstoffwechselstörungen auf. Außerdem besteht ein vermehrt gesundheitsbewusstes Verhalten wie z.B. Sport- oder Bewegungsaktivitäten (Scheuch, Haufe, Seibt, 2015).

- Settingspezifische Belastungen: Der Lehrerberuf gehört nach wie vor zu den Berufen, die besonders im Zusammenhang mit psychischen Belastungen stehen (Schaarschmidt & Fischer, 2001). Spezifische Belastungen sind z.B. Zunahme der Aufgaben, Verschlechterung der Bedingungen, Verhaltensprobleme der Schüler, nachlassende Unterstützung der Eltern.

- Erörterung: Da die alltägliche Situation der Lehrkräfte nach wie vor am Arbeitsplatz Schule, als auch Zuhause als anspruchsvoll/umfangreich zu sehen ist, kann sich dies negativ auf die Gesundheitslage auswirken. Stress äußert sich oft wie oben beschrieben in unspezifischen Beschwerdebildern wie z.b. Kopfschmerzen. Ein weiterer Nachteil besteht darin, dass dies oft nicht als Warnsignal des Körpers für Überbeanspruchung wahrgenommen wird. Besonders bei andauernder Überarbeitung wird es gefährlich. Es können psychosomatische Krankheiten entstehen.

Personengruppe Schüler/ Jugendliche:

- Gesundheitssituation: Ergebnissen einer bundesweiten Studie zur Gesundheit von Kindern und Jugendlichen (KiGGS) zufolge scheint die Mehrheit der Schüler eine gute Gesundheit aufzuweisen (ca. 85%). Dies ist allerdings mit Vorsicht zu betrachten, denn relevante Gesundheitsrisiken (z.B. psychische Belastungen, falsche Ernährung) sind, besonders gruppenspezifisch d.h. nach Geschlecht, sozialem Status, Migrationshintergrund, alarmierend. Beispielsweise ist der Anteil übergewichtiger Kinder weiter ansteigend (über 20%) (Staatsinstitut für Schulqualität und Bildungsforschung).

Ergebnissen des Robert-Koch-Institutes zufolge sind 18,9% der Mädchen und 18,3% der Jungen der 11-13 Jährigen übergewichtig. In der Altersgruppe von 14-17 Jahren sind es bei den Mädchen 17% und bei den Jungen 17,2% (RKI, 2008).

- Gesundheitsverhalten: Bezüglich des Gesundheitsverhaltens weisen die Schüler/innen in ihrer Freizeit ein gutes Bewegungsverhalten auf. Der sporttreibende Anteil in der Altersgruppe von 11-13 Jahren liegt bei den Mädchen bei 79,9% und bei Jungen bei 85,3%. Gesamt macht dies einen Anteil von 82,7 % aus. In der Altersgruppe der 14-17 Jährigen sind die Werte etwas niedriger, der Gesamtwert liegt bei 80,3% (Manz et al., 2014, S.843).

Im Bezug auf das Essverhalten schneiden die Kinder deutlich schlechter ab. Nach Ergebnissen des Robert-Koch-Institutes hinsichtlich der verzehrten Menge an Obst und Gemüse pro Tag, verzehren fast die Hälfte der Kinder von 3-17 Jahren mindestens eine, aber weniger als 3 Portionen. Bei den Mädchen handelt es sich um einen Anteil von 48,2% und bei den Jungen um 49,6%. Lediglich 12,2%

der Mädchen und 9,44% der Jungen verzehren die empfohlene Mindestanzahl von 5 Portionen oder mehr (RKI, 2014).

- Settingspezifische Gesundheitsbelastungen: Stress und hohe Belastungen sind an Gymnasien keine Seltenheit. Nach einer Studie der Ludwig-Maximilians-Universität berichten 80 % befragter Gymnasiasten aus München, an Kopfschmerzen oder Ähnlichen Symptomen zu leiden. Diese Folgen stehen sicherlich auch in engem Zusammenhang mit dem extremen Leistungsdruck und der abnehmenden Freizeitgestaltung der Schüler (Bayrischer Lehrer- und Lehrerinnenverband, 2012).

- Erörterung: Aufgrund der bestehenden Alltagssituation im Schulalltag der Kinder, muss erwähnt werden, dass Schule die Kinder nicht nur im positiven Sinne beeinflusst.

Die Bewegungsaktivitäten ist bei den meisten gut, aber leider besteht bei dem Rest trotzdem mangelhafte Bewegung. Mögliche Konflikte und Fehlernährung spielen darüber hinaus eine tragende Rolle im Einfluss auf die Gesundheitslage der Kinder.

1.4 Ableitung von Handlungsschwerpunkten

Aus der recherchierten Datenlage zur Gesundheitssituation für die beschriebenen Personengruppen stellt sich ein grundlegender Bedarf zur Gesundheitsförderung im gewählten Setting heraus. Ebenso lassen sich Handlungsschwerpunkte ableiten.

Für die Personengruppe der Lehrer/innen soll in erster Linie eine Maßnahme hinsichtlich des Handlungsfeldes Stressmanagement erfolgen.

Begründung: Die hohe Verantwortung, Unbegrenztheit der Aufgaben, sowie die Arbeitsplatzteilung, stellen ein großes Anforderungsprofil der Lehrkräfte dar. Aufgrund dieser hohen Belastungen, die oftmals nicht als diese zugestanden werden (wollen), gilt der Faktor Stress als enorm einwirkende Komponente auf die Gesundheit. Deshalb ist es wichtig Lehrkräften Entspannungsmethoden aufzuzeigen, um psychisch belastenden Stress abbauen zu können.

Eine weitere Maßnahme soll im Handlungsfeld Bewegung Anwendung finden.

Die Maßnahme bezieht sich konkret auf die Kräftigung der Rückenmuskulatur.

Begründung: Zwar weisen Lehrkräfte im Vergleich zu anderen Berufsgruppen eine höhere Bewegungsaktivität auf, allerdings müssen diese nicht immer in gesundheitsförderlicher Art erfolgen. Ferner, ist das, durch die Arbeitssituation bedingte, lange Sitzverhalten ein Risikofaktor für Beschwerden im Bereich der Rückenmuskulatur. Aus diesen Gründen soll den Lehrerkräften die Möglichkeit geboten werden, speziell ihren Rücken zu kräftigen. Außerdem wird zusätzlich ein Ausgleich für eventuell andere ausgeübte Sportarten geschaffen.

Die Bedeutung der Gesundheitsförderung im Setting Schule in Bezug auf die Personengruppe Lehrer/innen ist aufgrund folgender Argumente wichtig:

Argument 1: Durch Ganztagsschulen steigt die Verantwortung in Sachen Gesundheit, nur unter Einbezug der Lehrer macht die Gestaltung zur gesundheitsförderlichen Schule Sinn.

Argument 2: Die Lehrer nehmen eine tragende Rolle ein. Sie fungieren als Wissensvermittler und nehmen eine gewisse Vorbildfunktion ein. Wenn sie ihre eigene Gesundheit Ernst nehmen, können sie dies den Schülerin besser vermitteln.

Argument 3: Die Berufsgruppe der Lehrkräfte ist hohen Anforderungen ausgesetzt, auch die Ressourcen der Lehrkräfte müssen gefördert werden, um eine gesundheitsförderliches „Setting" zu erschaffen.

Für die Personengruppe der Schüler/innen soll in erster Linie eine Maßnahme hinsichtlich des Handlungsfeldes Ernährung Anwendung finden. Bei der Maßnahme erlernen die Schüler/innen neben Effektwissen, Handlungskompetenzen, um ihre Ernährungsweise aktiv gesünder gestalten zu können.

Begründung: Aufgrund des „ungesunden" Ernährungsverhaltens der Schüler/innen in Deutschland, ist es von dringender Notwendigkeit, die Schüler einerseits aufzuklären, sowie andererseits zu befähigen, ihre Ernährungsweise zu optimieren. Besonders, kritisch wird es, bei sozial benachteiligten Kindern.

Eine weitere Maßnahme erfolgt auch zum Handlungsfeld Bewegung.

Die Maßnahme beinhaltet ganzheitlich orientiere Bewegungsaktivitäten, sodass der Spaßfaktor nicht untergeht.

Begründung: Trotz hoher Bewegungsaktivität der Schüler/innen, ist es wichtig Bewegungsmöglichkeiten in und während der Schule anzubieten. Die Schüler/innen verbringen den Schulalltag überwiegend im Sitzen, viele können sich nach kurzer Zeit nicht konzentrieren. Umso wichtiger wird die Möglichkeit zur Abwechslung und zum Ausgleich. Außerdem besteht Potential, den wenigen Rest, der nicht sportlich aktiv ist, zu erreichen und eventuell dafür zu motivieren.

Die Bedeutung der Gesundheitsförderung im Setting Schule im Bezug auf die Personengruppe Schüler/innen ist aufgrund folgender Argumente wichtig:

Argument 1: Aufgrund der bestehenden Schulpflicht in Deutschland, kann nahezu eine 100%-ige Erreichbarkeit der Kinder und Jugendlichen gewährleistet werden.

Argument 2: Es besteht die Möglichkeit eines Ausgleichs sozial bedingter gesundheitlicher Unterschiede.

Argument 3: Im Schulalter befinden sich die Kinder bzw. Jugendlichen noch in einer Phase, wo sie gut empfänglich für die Sozialisation von Gesundheitskompetenzen ist.

2 Schwerpunktthema für ein Projekt zur Gesundheitsförderung im gewählten Setting

Die Zielgruppe der geplanten Gesundheitsförderungsmaßnahme sind die Schüler des Gymnasiums, da es um das Setting Schule geht.

Die Zielgruppe wird konkreter bestimmt und in folgender Tabelle dargestellt.

Tabelle 1: Zielgruppendefinition der geplanten Maßnahme

Zielgruppenmerkmale	Beschreibung
Soziodemografische Merkmale	Alter: 11-14 Klasse(n): 5-8 Geschlecht: unspezifisch
Sozialstatus	Unspezifisch, besonders Kinder aus sozial benachteiligten Familien (Unterschicht)
Gesundheitsrisiken/ -belastungen	Unspezifisch, besonders Kinder mit gesundheitlichen Risiken/ falscher Ernährungsweise

Begründung: Die Maßnahme richtet sich primär an die jüngeren Schüler/innen des Gymnasiums, genauer an die Altersgruppe von 11-14 Jahren, weil sie sich noch in der sensiblen Phase zur Herausbildung von Kompetenzen befinden. Sie sind besser empfänglich als Schüler höheren Alters, weil sich diese beispielsweise in der Pubertät befinden und sich daher kaum was „vorschreiben" lassen.

Da keine maßgeblichen Unterschiede im Essverhalten der Mädchen und Jungen zu verzeichnen sind, werden beide Geschlechter berücksichtigt.

Darüber hinaus ist der Sozialstatus unspezifisch, allerdings stehen besonders Kinder aus der Unterschicht im Vordergrund. Sie sind z.b. oft durch Mangel an finanziellen Mitteln oder falsches Ernährungsverhalten der Eltern gefährdet.

In besonderem Maße die Kinder als „Opfer" sozial bedingter gesundheitlicher Gefährdung, sollen zur Partizipation gebracht werden.

Auch die Kinder mit bereits bestehenden gesundheitlichen Risiken bzw. schlechtem Essverhalten sollen in erster Linie angesprochen werden.

Die Maßnahme bezieht sich auf den Handlungsschwerpunkt Ernährung, welcher unter Aufgabe 1.4 identifiziert wurde.

Das Thema der Maßnahme lautet: Projekt zur Schaffung einer gesundheitsförderlichen Ernährungssituation im Setting Schule, sowie eines verbesserten Ernährungsverhaltens der Schüler/innen.

Begründung: Aufgrund der ermittelten Datenlage zu dem Gesundheitsverhalten der Schüler/innen, die insgesamt ein erschreckend „schlechtes" Ernährungsverhalten aufweisen, besteht dringender Handlungsbedarf. Denn eine „ungesunde" Ernährung bringt langfristig gesehen, zahlreiche gesundheitliche Folgen mit sich.

Um eine hohe Erfolgswahrscheinlichkeit zu gewährleisten, werden verhältnis- und verhaltensorientierte Strategien verknüpft. Einerseits müssen in der Schule günstige Möglichkeiten zu einer gesunden Ernährung geschaffen (verhältnisorientiert), und andererseits das Ernährungsverhalten der Schüler selbst (verhaltensorientiert), verbessert werden.

Erörterung: Das „ungesunde" Essverhalten der Schüler/innen an dem XY Gymnasium ist unumstritten. Das Problem ist nicht nur bei den Schülern zu suchen. Die äußeren Umstände spielen dabei auch eine tragende Rolle. Dass die Schüler eher süße Riegel oder Ähnliches konsumieren, liegt auch daran, dass solche Angebote in Form von Süßigkeitenautomaten gibt. Dazu kommt, dass weder ein günstiges Angebot gesunder Lebensmittel bzw. deren Aufbereitung besteht.

Daraus lässt sich folgende Zielsetzung ableiten:

Aufstellung von 3 Bistroautomaten mit „gesunden" Snacks wie z.B. Nüsse/ Studentenfutter, Angebot zum günstigen Erwerb von Obst/Gemüse im „Schulbistro", sowie 2 Unterrichtswochen pro Schuljahr zum gesünderen Ernährungsverhalten mit Fertigstellung/ Inkraftsetzung bis zum 31.10.16.

Begründung: Da die Ausgangssituation, das ohnehin schon schlechte Ernährungsverhalten der Schüler/innen zusätzlich beeinflusst, müssen auch hier Maßnahmen ergriffen werden. Dies wird durch den Austausch der Süßigkeitenautomaten zu „gesunden" Automaten einerseits und das Angebot von Obst/Gemüse andererseits vollzogen.

Durch die Unterrichtswochen, die 2 mal pro Schuljahr mit den Kindern der 5-8 Klassen stattfinden, werden den Kindern nötiges Aufklärungswissen, sowie Kompetenzen zur Verbesserung des Ernährungsverhalten vermittelt.

3 Recherche Modellprojekt

Tabelle 2: Darstellung Modellprojekt zur Gesundheitsförderung im Bereich Ernährung

Titel des Modellprojekts	„ALSTERKIDS"
Projektlaufzeit	- Im Mai 2012 wurde das Projekt ins Leben gerufen - Im Juli 2012 verstärkter Fokus nach Qualifizierung des Projektbeauftragten zum Verpflegungsmanager - Maßnahmen bis Dezember 2012 terminiert - kein endgültiger Abschluss vorgesehen
Initiatoren/ durchführende Institutionen	- Michael Loitz, inspiriert von Geschäftsführer der Alsterfood GmbH - durchführende Institutionen: Schulen in Hamburg - informierte Institutionen: IN FORM, HAG
Ausgangssituation und Ziele	- Ausgangssituation: negative Assoziation mit gesundem Essen bei Kindern, fehlendes Wissen seitens der Eltern → Notwendigkeit der Schaffung von Akzeptanz gesunder Ernährung bei Kindern und Eltern - Ziele: kurzfristig → Registrierung des Projekts durch Kommunikation und Werbung der Kinder und Jugendlichen aus den Schulen mittelfristig → Begeisterung der Schüler von durchgeführten Aktionen (moderne, zeitgemäße Gestaltung), erhöhte Toleranz zu gesundheitsförderlichen Lebensmitteln, Wissensvermittlung über gesundheitliche Zusammenhänge langfristig → Akzeptanz des Schulspeiseplans mit Kriterien nach DGE-Standards, Verbesserung des Ernährungsverhaltens der Kinder und Jugendlichen, Erhöhung Konzentration

	und Leistungsfähigkeit durch gesundheitsförderliche Lebensmittel, Handlungskompetenzen für gesundheitsförderliches Essen und Trinken, Hervorstechen der Schulen durch verbessertes Image
Methoden bzw. Projektaufbau und -ablauf	- Projektbeauftragter (PB) Steuerungs- und Leitungsaufgabe - Organisation der Abläufe, aktiver Kontakt mit allen Beteiligten, Lieferung Informationen über Abläufe an gesamte Zielgruppe, Verantwortlichkeit zur Durchführung der Kurse durch PB - Erstellung Logo „Alsterkids" - Erstellung Webseite/ Homepage → Transparenz des Inhalts - Teamfoto der Firma „Alsterfood" → Schaffung Vertrauen/ Motivation - Schaffung Motivation durch moderne Mittel z.B QR-Code für Smartphones - Kochkurse mit Führungszeugnis - Entstehung Kooperationsvertrag zwischen der Firma „Alsterfood" und Schule - Sinnesschulungen - PB arbeitet nach wissenschaftlichen Richtlinien - Dokumentation des Projektverlaufs in digitaler und schriftlicher Form - Einbezug von Expertenmeinungen z.B. Ernährungsberater o.Ä. - Evaluation/ Wirkung durch PB
Projektevaluation/ Ergebnisse	- Zufriedenheit der Kinder/Jugendlichen bereits nach ersten Kochkursen - Während der Kurse viel Begeisterung und Dankbarkeit - Positive Wirkung der hochgeladenen Bilder auf der Webseite - positives Feedback und Dank der Mütter an PB - Erfolgsfeststellung durch Kontaktformular auf Webseite „Alsterkids" - in Zukunft weitere Feststellung der Wirkung durch monatliche Ausschüsse mit Schulleitung und Eltern - regelmäßige Auswertung auf der Homepage (Messung und Dokumentation von Bekanntheit, Akzeptanz, Wirkung) - Nachbefragungen zu den wiederholten Kursen auf der Homepage durch „Plugins" wie z.B. „voten"
Schlussfolgerungen für die Praxis	- Einbezug aller beteiligten Personen versprechen höhere Erfolgschancen - Begeisterung der Kinder/Jugendlichen als hoher Motivationsfaktor - Partizipation der Kinder/Jugendlichen wichtig - Kombination von Aufklärungs- und hohem Praxisanteil zeigt höhere Wirkung als „Aufklärungsinitiativen"

Beurteilung: Abschließend lässt sich festhalten, dass Interventionsmaßnahmen wie das Projekt „Alsterkids" durchaus tolle Erfolgschancen haben.

Meiner Ansicht nach, sind solche Projekte als Kombination von Theorie und Praxis unter Einbezug aller Beteiligten im Setting Schule gut geeignet.

Begründung: Die angewandten Methoden sprechen für sich.

Durch die Festlegung eines Projektbeauftragten, der die Steuerungs- und Leitungsaufgabe trägt, ist die beste Voraussetzung für einen geregelten Ablauf gelegt.

Auch der Einbezug aller Beteiligten, das aktive Zusammenarbeiten und die Kombination aus Aufklärung und Praxiskursen (Kochkurse) sind, wie die Ergebnisse des Projektes zeigen, wirksam. Außerdem spielen das aufgebaute Vertrauen und die Motivation der Schüler eine übergeordnete Rolle bei der Frage, inwiefern eine Maßnahme sinnvoll ist. Das Projekt „Alsterkids" dient daher als gutes Beispiel mit seinen Methoden und Inhalten für eine gesundheitsförderliche Maßnahme im Setting Schule.

4 Literaturverzeichnis

Bayrischer Lehrer- und Lehrerinnenverband. (2012). *Stress und Belastungen an Gymnasien zu hoch – viele Schüler und Lehrer sind erschöpft.*
Zugriff am 13.06.16 https://www.bllv.de/Meldungen.1500.0.html?&cHash=64fbb07c335faa16cab8c6f83ed6f4b8&tx_ttnews%5Btt_news%5D=5020

Loitz, M. (2012). *Alsterkids – Ein Projekt zur Integration von Ernährungsbildung in den Schulalltag.*
Zugriff am 19.06.16 http://www.alsterkids.info/wp-content/uploads/2012/12/05.11.12.pdf

Manz, K., et al. (2014). *Körperlich sportliche Aktivität und Nutzung elektronischer Medien im Kindes- und Jugendalter. Ergebnisse der KiGGS-Studie- Erste Folgebefragung (KiGGS Welle 1).* Bundesgesundheitsblatt - Gesundheitsforschung - Gesundheitsschutz 57 (7):840-848.

Robert-Koch-Institut (2008). KiGGS: Studie zur Gesundheit von Kindern und Jugendlichen in Deutschland. Bundesgesundheitsblatt – Gesundheitsforschung – Gesundheitsschutz Heft 55.

Robert-Koch-Institut (2014). Obst- und Gemüseverzehr von Kindern und Jugendlichen in Deutschland Ergebnisse der KiGGS-Welle 1. Bundesgesundheitsblatt – Gesundheitsforschung – Gesundheitsschutz Heft 58.

Schaarschmidt, U., Fischer, A. W. (2001). *Bewältigungsmuster im Beruf.* Vandenhoeck & Ruprecht: Göttingen.

Scheuch, K., Haufe, E., Seibt, R. (2015). Lehrergesundheit: *Deutsches Ärzteblatt, 112:347-56.* Zugriff am 07.06.16 http://www.aerzteblatt.de/archiv/170601

Staatsinstitut für Schulqualität und Bildungsforschung (o.J.). *Schülergesundheit.* Zugriff am 07.06.16 http://www.gesundheit-und-schule.info/index.php?Seite=62&

5 Tabellenverzeichnis

Tabelle 1: Zielgruppendefinition der geplanten Maßnahme..................................S.9

Tabelle 2: Darstellung Modellprojekt zur Gesundheitsförderung im Bereich Ernährung..S.11-12

BEI GRIN MACHT SICH IHR WISSEN BEZAHLT

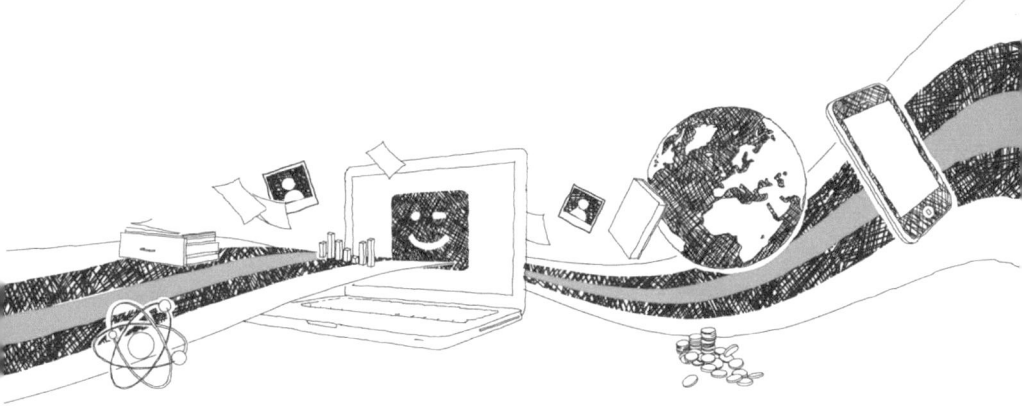

- Wir veröffentlichen Ihre Hausarbeit, Bachelor- und Masterarbeit

- Ihr eigenes eBook und Buch - weltweit in allen wichtigen Shops

- Verdienen Sie an jedem Verkauf

Jetzt bei www.GRIN.com hochladen und kostenlos publizieren

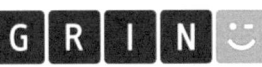